I0000724

136 — 142 conserver la couverture
136
1907

Docteur MOGGI
Ancien Chef des Cliniques d'Accouchement
et de Chirurgie à l'Ecole de Médecine
d'Alger

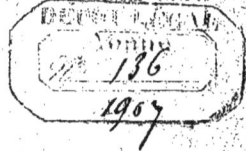

SUR QUELQUES CAS D'ACCOUCHEMENT
dans les bassins viciés rachitiques

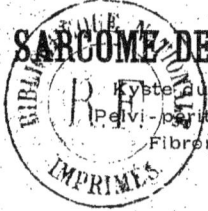

SARCOME DE L'OVAIRE DROIT
Kyste du ligament large
Pelvi-péritonite suppurée
Fibromes utérins

RÉCIDIVE DE CANCER DU SEIN
dans le grand pectoral

SUR HUIT CAS D'ECTOPIE
du Testicule

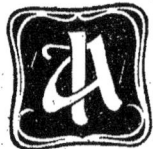

AUXERRE
IMPRIMERIE DE L'INDÉPENDANT AUXERROIS
Imprimeur de la Préfecture
14, RUE D'EGLENY, 14

1907

Te 123
M 36
3e T 123
136

AUTRES PUBLICATIONS :

Contribution à l'étude du tubage du larynx.

(Thèse de doctorat. — Montpellier.)

Guérison de deux cas de tétanos par le sérum artificiel et le sérum antitétanique à haute dose.

(in. *Bulletin Médical*.)

Kyste hydatique des intercostaux.

(in. *Bulletin Médical*.)

SUR QUELQUES CAS D'ACCOUCHEMENT
dans les bassins viciés rachitiques

BIBLIOTHÈQUE NATIONALE R.F.

Pendant l'année scolaire 1901-1902, il nous a été donné d'observer à la clinique obstétricale sept cas de bassins viciés par rachitisme.

La viciation a toujours porté sur le diamètre promonto-pubien. Une seule fois, en même temps que la viciation pelvienne, on a pu constater, sur le reste du squelette, les manifestations classiques du rachitisme. Dans les six autres cas, seul le bassin avait été atteint et uniquement dans son diamètre antéro-postérieur. Le degré du rétrécissement a varié de 10 centimètres à 7 centimètres 1/2.

Nous avons pensé qu'il pourrait y avoir quelque intérêt à présenter les observations résumées de ces sept grossesses, à dire quelle a été la conduite tenue par rapport à chacune d'elles, à discuter enfin la légitimité de cette conduite.

Sans doute un pareil travail peut paraître inutile. Il semble, en effet, qu'actuellement les règles de l'accouchement et des interventions dans les bassins rétrécis soient posées d'une façon assez précise pour qu'on n'ait pas à y revenir. Parodiant un peu la phrase de Labruyère on pourrait dire à ce propos : tout est dit et l'on vient trop tard, depuis deux mille ans qu'il y a des accoucheurs et qui pensent. Aussi, n'avons-nous pas la prétention de présenter quelque chose de sensationnel. Notre but est plus modeste. Nous nous proposons seulement de mettre en relief les quelques particularités cliniques que chacun des accouchements qui nous occupe a pu offrir. D'ailleurs, les rétrécissements pelviens ne sont pas d'une fréquence extrême en Algérie. Nous avons passé plusieurs années à la clinique obstétricale et à aucun moment il ne nous a été donné d'observer une série aussi complète que celle qui fait l'objet de ce travail. Nous avons donc cru bien faire en la mettant sous les yeux du public médical.

OBSERVATION I. — Marie M...., 27 ans, primipare. Entrée à la clinique le 16 avril 1902.

Rien dans les antécédents personnels ou héréditaires. Ne sait pas à quel âge elle a marché. Réglée à 15 ans, toujours régulièrement.

Dernières règles le 4 août 1901. Grossesse en 9e mois. Présentation du sommet en OIGT, tête très mobile au détroit supérieur.

Promontoire accessible par le toucher. La mensuration digitale donne 10 cent. pour le diamètre antéro-postérieur.

Début du travail le 25 mai à 11 heures du soir. Le 27 au matin, la dilatation est à peine d'un franc, un peu plus de deux francs le 28 au matin, pour arriver à cinq francs dans la soirée du même jour. La bosse pariétale postérieure est seule engagée, la tête encore refoulable. La mère et l'enfant sont en parfait état.

Le 29 au matin, la dilatation est d'une grande paume de main, le col dilatable.

M. Goinard décide d'intervenir et fait une application de forceps au détroit supérieur en OIGT. Prise oblique. L'anneau de Bandl est senti très contracturé pendant cette application.

La tête résiste fortement aux tractions. Une deuxième application est faite et cette fois la tête vient facilement.

Le dégagement fait, le forceps désarticulé, on éprouve de très grandes difficultés pour le dégagement des épaules et du tronc. Les tractions manuelles doivent être beaucoup plus énergiques que celles que l'on a effectuées sur le forceps. On réussit cependant à extraire l'enfant, qui arrive en état de mort apparente et peut être ranimé par le procédé de Schultze.

Les dégâts maternels consistent en une déchirure du col intéressant toute l'étendue de celui-ci, suivant le bord latéral gauche, et dans une déchirure de 3 cent. environ de la paroi postérieure du vagin. Le tout est suturé au tendon de renne.

L'enfant refuse le sein. Dans la nuit du 29, il présente du spasme de la glotte. Il meurt dans la nuit du 30, ayant eu, dans les dix dernières heures, du Cheyne-Stokes manifeste.

Autopsie. — Aucune trace de fracture du crâne. Méninges intactes. Hémorragie sous dure-mérienne, en nappe mince, recouvrant toute l'étendue de l'écorce. Dans la région du bulbe, les caillots sanguins sont volumineux et beaucoup plus nombreux ; piqueté hémorragique sur le bulbe.

Poumon et cœur normaux ; rien au larynx. Sur tout le côté droit du thorax épanchement sanguin sous-cutané abondant. La mère quitte l'hôpital 15 jours après, guérie.

OBSERVATION II. — Anna D..., 24 ans, secondipare. Entrée le 10 octobre 1905.

Une première grossesse il y a 4 ans : accouchement à terme, par le sommet ; travail long, déchirure périnéale. Enfant mort à un mois.

Dernières règles le 1er mars 1902.

À son entrée, grossesse de 8 mois environ en SIDT. Au toucher, promontoire accessible. La mensuration digitale donne 10 cent. environ, pour le diamètre utile. La version externe permet de transformer ce siège en sommet. La ceinture de Pinard est appliquée, mais doit être enlevée au bout de 15 jours, la paroi abdominale étant excoriée par elle.

A deux reprises, les mêmes accidents se produisent.

Le 25 novembre, nouvelle tentative de version qui reste infructueuse. Le fœtus ne peut être mobilisé.

Le 2 décembre, évolution spontanée en OIGT.

Le 10 décembre, la gestante entre en travail dans la soirée; envoyée au pavillon d'accouchement à 11 heures, elle accouche à 2 heures du matin d'un enfant pesant 2 k. 850 et dont le diamètre bi-pariétal est de 9 cent. 1/4, ne présentant même pas de bosse séro-sanguine. Enfant vivant.

Actuellement la mère et l'enfant vont très bien.

OBSERVATION III. — Léonie B..., 40 ans, secondipare. Entrée le 10 juin 1902.

Première grossesse il y a 2 ans, s'accompagnant de vomissements et de céphalées. L'accouchement aurait été très laborieux.

Réglée à 14 ans, irrégulièrement. Dernières règles le 3 juin 1901. A son entrée, grossesse de sept mois environ en OIGT. Tête très mobile, faisant une légère saillie au-dessus du pubis. Au toucher, promontoire accessible, donnant par la mensuration digitale environ 9 cent. 1/2.

Le 7 mars la tête s'amorce; elle est enclavée le 9 en OIGA. Le même jour le travail se déclare et dans la soirée, la femme accouche spontanément d'un enfant vivant pesant 3 k. 180.

OBSERVATION IV. — Fernande D..., 16 ans, primipare. Entrée le 17 janvier 1902.

Dit avoir marché tard. Réglée à 11 ans, toujours bien. Dernières règles en mai 1901. Bonne grossesse. A son entrée à l'hôpital, présentation du sommet en OIGT, tête non engagée. Grossesse au commencement du 9e mois. La tête déborde la symphyse pubienne.

Au toucher, promontoire accessible; rétrécissement de 9 cent. environ.

Le 22 février, aucun engagement; le travail se déclare dans l'après-midi, vers 1 heure. A 1 heure 1/2 du matin, accouchement spontanné d'un enfant vivant pesant 2 k. 900.

Quitte l'hôpital en très bon état le 17 mars.

OBSERVATION V. — Justine D..., 20 ans, primipare. Réglée à 12 ans, toujours régulièrement. Ne sait pas à quel âge elle a marché. Dernières règles le 10 décembre 1901.

Entrée à la maternité le 27 août 1901. Nous ne voyons la gestante que le 1er novembre. A l'examen, on trouve une présentation du siège en SIGT. Grossesse à terme. Version externe qui donne facilement un sommet en OIDT.

Le 12 novembre, aucune trace d'engagement. Le toucher permet d'arriver sans difficultés sur le promontoire qui est bas situé, ce qui a certainement laissé passer inaperçu le rétrécissement notable que cette femme présente. En effet, la mensuration digitale donne un diamètre promonto-pubien de 8 cent. environ. M. Guinard décide de provoquer l'accouchement. La femme présentant un écoulement vaginal purulent, on la soumet à un traitement antiseptique. Le 29, elle entre en travail spontanément, vers 8 heures du soir.

Le 30 novembre, dans l'après-midi, la dilatation est de plus de 5 francs, mais la tête est toujours mobile. Vers 5 heures du soir, sans que rien ait pu le faire prévoir, l'examen des urines n'ayant jamais révélé que des traces légères d'albumine disparaissant par le régime lacté, la parturiente présente, coup sur coup, deux crises d'éclampsie bien caractérisées, avec perte absolue de la connaissance. On décide de terminer rapidement l'accouchement. Les bruits du cœur fœtal s'entendent, quoique faibles. Le forceps est appliqué au détroit supérieur, en OIDT. Prise oblique. Tractions énergiques qui restent stériles. Les bruits du cœur ne s'entendent plus. La version podalique est décidée et effectuée aussitôt. Elle permet d'extraire, avec une très grande facilité, un enfant ne donnant plus signe de vie et pesant 3 kilos. Rien ne parvient à le ranimer.

Les dégâts maternels sont importants : déchirure complète du périnée intéressant la cloison recto-vaginale sur une étendue de 4 cent. environ. Déchirure de la paroi vaginale antérieure intéressant la vessie. Le tout est réparé au fil d'argent et une sonde de Nélaton est placée à demeure dans l'urèthre.

On injecte 500 gr. de sérum artificiel sous la peau.

Le sérum est continué pendant 4 jours à la dose de 250 gr. par jour.

La prostration, complète le premier jour, a diminué dès le 2e pour disparaître le 3e jour.

La température, normale pendant les deux premiers jours, s'élève dès le soir du troisième, à 38°,2.

Le 6 décembre, on s'aperçoit que les fils de la paroi antérieure ne tiennent plus ; la sonde de Nélaton devient inutile, l'urine s'écoulant par la brèche, dans le vagin. Malgré cela le bourgeonnement se fait et la malade se relève chaque jour davantage.

Le 8 décembre, la femme dont la température était normale, accuse de violentes douleurs abdominales, avec agitation, pouls rapide et une température de 39°. Un lavement amène une débâcle purulente et la section des fils de la suture périnéale évacue le reste du pus.

Le 10, la température est redevenue normale.

Le 20, la plaie vésico-vaginale est complètement cicatrisée.

Le 30, réapparition de la fièvre, œdème douloureux de la jambe gauche. Phlébite ; immobilisation dans une gouttière.

Le 20 février, la gouttière est enlevée. Massage modéré. La femme présente encore à ce moment de l'incontinence des matières fécales et des gaz ; la cicatrisation du périnée n'est qu'incomplète.

Le 19 mars, périnéorraphie ; sutures en 8 de chiffre suivant le procédé de Civel (de Brest).

Le 27 mars, la malade est purgée. Il ne reste plus que le fil qui maintient le sphincter, les autres ayant été enlevés progressivement les jours précédents. La restauration est complète et le dernier fil est enlevé le lendemain.

OBSERVATION VI. — Juliette D..., 20 ans, primipare. Entrée le 20 mai 1902. Réglée à 13 ans, toujours bien. Dernières règles le 20 octobre.

A son entrée, grossesse de 7 mois. OIGT.

Au toucher, promontoire facilement accessible. Diamètre promonto-pubien de 8 cent.

On décide de provoquer l'accouchement vers le 20 juin. A ce moment la gestante présente une deuxième poussée de bartholinite, la première ayant été traitée deux mois auparavant et paraissant guérie.

On retarde la provocation de l'accouchement jusqu'à la guérison de l'abcès qui est suffisante le 4 juillet.

Le travail est alors provoqué à l'aide d'une sonde de Krause. Le 5 au matin, dilatation de 5 francs. Le 5 au soir, état stationnaire ; ballon de Champetier et dilatation manuelle. suivant le procédé de Bonnaire. Les contractions sont énergiques, malgré cela la tête ne s'engage pas. A 9 heures du soir, aucun progrès n'étant constaté, application de forceps au détroit supérieur en OIGT. Prise oblique. Le forceps glisse et le dégagement se fait en occipito-sacrée.

Déchirure périnéale n'intéressant pas le sphincter ; réparation immédiate. Enfant vivant de 2 k. 700 gr.

Diamètre bi-pariétal 8 cent. 1/2.

OBSERVATION VII. — Pauline A..., 24 ans, primipare. Entrée le 28 avril 1902.

Se rappelle avoir marché tard. Réglée à 12 ans, toujours bien.

Dernières règles le 15 août. Grossesse à la fin du 8e mois. OIDT. Tête très mobile et débordant fortement la symphyse pubienne.

Au toucher, promontoire aisément accessible ; diamètre utile de 7 c. 1/2.

La gestante n'a que 1 m. 45 c. de taille. La tête est volumineuse, le front olympien, le tronc plus développé que les membres inférieurs qui conservent les vestiges d'un genu valgum. Aucune hyperostose. Le chapelet costal n'est pas net.

Ni syphilis, ni tuberculose. Muscles très développés. On décide de pratiquer une césarienne. Le 17 mai, l'opération est faite par M. Goinard sans incident. Guérison complète au 15e jour.

L'enfant pesait 2 k. 810. Son diamètre bi-pariétal était voisin de 9 cent.

Cette malade ayant été présentée par M. Goinard à la Société de Médecine, nous n'insistons pas davantage sur son observation.

Si on jette un coup d'œil d'ensemble sur les observations qui précèdent, on arrive aux conclusions suivantes :

Les diamètres antéro-postérieurs atteignent 10 cent. dans les deux cas, 9 cent. 1/2 dans les deux suivants, 9 cent. dans un autre, 8 cent. dans le sixième et 7 cent. 1/2 dans le dernier.

L'accouchement a été spontané dans trois cas, savoir : dans un bassin de 10 cent. et dans les deux de 9 cent. 1/2 ; il a nécessité une intervention dans les quatre autres. Envisageons chacune de ces séries en commençant par celle des accouchements spontanés. Sur les trois qui la composent, nous pouvons constater que deux fois le travail a été rapide, puisque la parturiente dont le bassin a 10 cent. de diamètre antéro-postérieur accouche après 3 heures de travail, et que la deuxième, à bassin de 9 cent. 1/2, primipare, accouche après un travail de 12 heures, par conséquent plus rapidement que beaucoup de primipares à bassin normal. Le fœtus présentait des dimensions normales dans les deux cas.

Le troisième cas de cette première série est relatif à une femme à bassin rachitique dont le diamètre antéro-postérieur mesure 9 cent. 1/2. C'est une secondipare, dont le premier accouchement avait été très laborieux et qui accouche, cette fois, après un travail de 12 heures. L'enfant était cependant assez gros, puisqu'il pesait 3 k. 180. On comprend que, chez une multipare à bassin normal, les accouchements ultérieurs soient plus rapides que le premier, les voies génitales étant préparées ; mais ici le rétrécissement n'a pas varié, le fœtus est plus gros que lors du premier accouchement et, malgré cela, le travail n'est pas plus long que chez une multipare à bassin normal.

Mais l'intérêt de ce travail réside surtout dans l'examen des cas de la 2e série qui comprend quatre accouchements ayant nécessité une intervention.

Le premier (obs. I) est relatif à un bassin de 10 cent. La parturiente passe quatre jours en travail ; on termine l'accouchement par un forceps au détroit supérieur.

Ainsi voilà une femme dont le bassin était moins rétréci que celui des femmes des observations III et IV, aussi rétréci que celui de l'observation II, et tandis que chez ces trois dernières, parmi lesquelles se trouve une primipare (bassin de 9 cent. 1/2) l'accouchement se fait spontanément après un travail très court, chez Marie M... au contraire, après quatre jours de travail la tête n'est pas parvenue à s'engager dans l'excavation. Doit-on invoquer uniquement le rétrécissement pour expliquer cette longueur du travail ? Nous ne le pensons pas. Il faut surtout accuser les contractions utérines qui étaient très paresseuses, et la contracture de l'anneau de Bandl qui a pu être constatée pendant l'application du forceps. C'est encore cette contracture qui a rendu si difficile l'extraction des épaules et du tronc, provoqué l'hémorragie bulbaire dont l'enfant est mort et le vaste épanchement sous-cutané de toute la moitié droite du thorax. C'est en somme une femme qui ne serait jamais parvenue à accoucher seule ; le fœtus aurait fatalement succombé et elle-même aurait été tout au moins mise en danger.

On pourrait se demander si on n'a pas trop attendu pour pratiquer l'accouchement. La mère n'accusait pas de fatigue excessive, son état général n'inspirait pas d'inquiétude et les bruits du cœur fœtal étaient bons. Pourquoi, dès lors, se précipiter sur le forceps pour extraire un enfant qu'on aurait eu encore plus difficilement. Ne courrait-on pas le risque, en agissant plus tôt, de produire une rupture de l'utérus ? La conduite qui a été tenue était donc la plus sage ; c'est celle qui a sauvegardé le plus les intérêts de la mère, tout en tenant compte de la vie de l'enfant. L'hémorragie bulbaire n'a pu être évitée, la contracture de l'anneau de Bandl étant trop grande. Le diagnostic pouvait en être fait avant la mort par les accidents présentés par l'enfant : spasme de la glotte, respiration de Cheyne-Stokes.

La deuxième observation de ce second groupe (observation V) est relative à une primipare, à bassin de 9 cent., dont le rétrécissement, bas situé, passe inaperçu jusqu'au mois de novembre. Lorsqu'il est constaté, on décide de provoquer l'accouchement ; un retard, occasionné par l'antiseptie nécessaire du vagin, fait que le travail se déclare le jour même où on voulait intervenir, quelques jours avant l'époque présumée du terme. Après 24 heures de travail, la tête n'a aucune tendance à s'engager. Ici il n'eut pas été prudent de laisser les choses plus longtemps en l'état, comme dans le cas précédent. L'intervention nécessaire a présenté les difficultés que l'on sait pour le forceps, presque pas pour la version. N'aurait-il pas mieux valu commencer par la version qui aurait peut-être permis d'avoir un enfant vivant ? Ce sont là des constatations faciles à faire après coup. Qui peut affirmer que la version aurait aussi bien réussi sans l'application de forceps faite antérieurement qui a au moins servi à compléter la dilatation ? Tous les classiques sont d'ailleurs d'accord sur ce point : commencer par le forceps et ne recourir à la version que si celui-ci ne donne rien. A noter les déchirures sérieuses présentées par cette femme, après une application de forceps très prudente, qui n'a pas été conduite jusqu'au bout.

Le troisième cas de la série (obs. VI) est celui d'un accouchement provoqué. La femme présente un bassin de 8 cent. ; par suite de l'apparition d'une bartholinite, l'accouchement ne peut être provoqué que vers 8 mois 1/2. L'extraction se fait sans de trop grandes difficultés, à l'aide du forceps, malgré que le fœtus présentât un diamètre bi-pariétal de 8 cent. 1/2.

Enfin le dernier cas est relatif à la femme à bassin de 7 cent. 1/2, chez laquelle on ne pouvait songer à pratiquer un forceps ou une version. L'hésitation n'était permise qu'entre la césarienne et la symphyséotomie. La première a été préférée pour les raisons qui ont été exposées par M. Goinard et sur lesquelles nous ne reviendrons pas.

Nous ne voulons pas terminer ce travail sans envisager la possibilité de l'application, aux six premiers cas, de l'accouchement chirurgical mis en honneur par MM. Rocheblave et Damas (de Valence) et sur lequel M. Thoyer-Rozat a appelé l'attention (*Presse médicale*, 2 juillet 1902). D'après les deux premiers auteurs, on doit appliquer à tout accouchement, quel qu'il soit, l'intervention instrumentale. Le forceps sert à la fois d'agent de dilatation et de traction. Ce qui est applicable aux bassins normaux doit l'être, *à fortiori*, aux bassins modérément rétrécis.

Nous nous demandons si un accoucheur, après la lecture de nos observations, après la constatation des accidents qui y sont relatés, aurait assumé la responsabilité d'un accouchement chirurgical, surtout dans sa clientèle privée.

La méthode est brillante, mais elle ne paraît pas sauvegarder suffisamment les intérêts de la mère, ni ceux de l'enfant.

SARCOME DE L'OVAIRE DROIT

Kyste suppuré du ligament large gauche. -
Fibromes multiples de l'utérus. - Pelvi-péritonite suppurée. -
Laparotomie -- Guérison.

Au mois de Mars 1905, entrait à la Clinique chirurgicale une femme âgée de 45 ans, venant d'El-Kseur, sur les conseils de son médecin traitant, pour se faire opérer d'une tumeur de l'ovaire.

Elle était dans un état voisin de la cachexie : amaigrissement notable, coloration jaune des téguments, faiblesse extrême, pouls petit, hyperleucocytose marquée, fièvre vespérale variant entre 38" et 38°5.

Dès l'abord, cette femme donnait l'impression d'un cas grave, pour lequel, étant donné le mauvais état général, l'opportunité d'une intervention demandait à être sérieusement discutée.

La malade racontait que, toujours régulièrement réglée jusqu'à la fin de Janvier 1905, elle ne l'était plus depuis cette époque. Elle n'a jamais rien présenté de pathologique du côté des organes génitaux. Elle avait, du reste, toujours joui d'une bonne santé.

Le 31 Janvier, en pleine période menstruelle, elle fut prise de douleurs vives dans le bas-ventre, accompagnées de vomissements fréquents, non fécaloïdes, avec sécheresse de la langue, fièvre variant entre 38" et 38°5 et constipation opiniâtre.

Le médecin traitant, appelé à ce moment, constate, dans l'hypocondre droit, une tumeur du volume d'une tête de fœtus, indolore à la palpation, dure et mobile. Il fait le diagnostic de tumeur de l'ovaire droit, probablement sarcomateuse, avec obstruction intestinale par compression sur le côlon.

Ces accidents aigus cèdent au traitement médical, au bout de quelques jours : mais l'adynamie persiste et l'amaigrissement va s'accentuant. C'est dans cette période de calme que la malade se décide à venir à Alger.

A l'examen, M. le professeur Vincent constate l'existence de la tumeur reconnue et parfaitement étudiée par notre confrère, mais, avec elle, bien d'autres lésions.

Tout d'abord, le col utérin, haut situé, est accolé contre la paroi latérale droite du bassin. L'utérus est fixé dans cette position. Dans le cul de sac latéral gauche, on sent une tumeur rénitente, lisse, non mobilisable, qu'un sillon sépare du corps utérin. Il n'est pas possible d'en délimiter l'étendue, en hauteur, par suite de l'adiposité de la paroi abdominale. Pour la même raison, les dimensions de l'utérus ne peuvent être nettement établies ; néanmoins ce dernier ne semble pas hypertrophié.

Dans le Douglas, le doigt sent une résistance insolite ; mais, par suite de l'absence de renseignements fournis par la main pratiquant le palper abdominal, on ne peut affirmer s'il existe de la fluctuation.

Ces différents signes, constatés par l'examen direct, ajoutés aux divers symptômes signalés par notre confrère et racontés par la malade, nous donnent le tableau clinique, à peu près complet, du cas clinique complexe que nous avons cru devoir présenter, résumé, à la Société de médecine d'Alger (Séance du 6 Décembre 1905) et publier, aujourd'hui, *in extenso*.

Nous aurons tout dit en signalant que les divers groupes ganglionnaires étaient normaux et que les urines ne présentaient rien de pathologique. Les divers autres organes principaux paraissaient sains.

Cette observation nous a paru intéressante à plusieurs titres : par la complexité des lésions et la difficulté du diagnostic, par le remarquable résultat immédiat et éloigné qui a suivi l'intervention.

De par l'étude des divers symptômes, de par l'examen des différents signes cliniques, M. le professeur Vincent s'arrêta au diagnostic suivant : tumeur solide de l'ovaire, probablement sarcomateuse, kyste du ligament large gauche, pelvi-péritonite.

La fièvre vespérale, l'hyperleucocytose, faisaient penser à la suppuration ; mais quelle en était l'origine ? tumeur para-utérine ou pelvi-péritonite ?

Les accidents aigus présentés par la malade, avant son entrée à l'hôpital : douleurs vives dans le bas-ventre, éclatant brusquement en pleine période menstruelle, avec vomissements, pouvaient en imposer pour une grossesse extra-utérine. Mais ce diagnostic devait être écarté de par l'étude même des signes cliniques, de par l'absence de développement de l'utérus, de par la non constatation de ramollissement du col.

Tous ces accidents aigus ne s'expliquent-ils pas mieux par la pelvi-péritonite ? La constipation n'est-elle pas de règle dans cette dernière affection et ne vaut-il pas mieux la faire rentrer dans le cadre de celle-ci plutôt que de faire intervenir l'obstruction intestinale par pression de la tumeur sur le côlon ? Avec une tumeur aussi mobile, il est rare que la compression puisse se faire.

Restait la question de l'opportunité de l'intervention. Etant donné la complexité des lésions, l'état précaire de la malade, la gravité de l'acte opératoire, l'intensité certaine du schock, le résultat immédiat ne pouvait paraître que bien aléatoire. Et c'est lui qu'il fallait envisager, avant de songer au résultat éloigné.

Néanmoins, devant l'insistance de la malade et de la famille, l'opération fut décidée et pratiquée le 5 Avril dernier.

Après anesthésie à l'éther et laparotomie médiane, on tombe sur la tumeur de l'hypocondre constituée par l'ovaire droit, appuyée sur le rebord du détroit supérieur, telle une tête de fœtus en présentation de l'épaule. Comme l'avait indiqué l'examen, cette tumeur était ovoïde, lisse, assez dure, très mobile, indépendante de la trompe, reliée au ligament large par un pédicule assez long. L'extirpation en fut très facile.

Ce n'était rien à côté de ce qui restait à faire. Tout le petit bassin était rempli par une masse complexe, formée par l'utérus et ses annexes, la tumeur kystique para-utérine gauche, les anses intestinales conglomérées par les adhérences.

Avec beaucoup de patience et de prudence le kyste put être libéré. C'était bien un kyste intra-ligamentaire. Toutes les précautions étant prises pour protéger le champ opératoire, la tumeur fut ponctionnée et on put recueillir environ trois quarts de litre d'un pus fétide et bien lié.

L'extirpation complète de la poche fut possible.

L'exploration devenait plus facile. L'utérus apparut fibromateux, avec 4 fibromes sous-péritonéaux de la grosseur de noix, 3 fibromes interstitiels du volume de noisettes. Il n'était pas très volumineux et l'on comprend qu'avec l'épaisseur de la paroi, encore considérable malgré l'amaigrissement sérieux de la malade, avec la voûte formée par les anses intestinales, il n'ait pas été possible de le délimiter exactement et de diagnostiquer les fibromes. Détail sans importance du reste, simple épiphénomène, n'ajoutant rien à la gravité du cas, ne changeant rien à l'opération.

Toutes les adhérences intestinales libérées avec prudence, on fut en présence de la pelvi-péritonite. Tout le petit bassin était pris, véritable foyer inextricable, à tel point que l'on était à se demander par où l'on commencerait et s'il serait jamais possible d'arriver à un résultat.

Avec beaucoup de peine, en prenant les plus grandes précautions, les mains et les yeux sans cesse en éveil, on put libérer toutes ces adhérences, ayant à chaque instant le champ opératoire inondé par du pus. Mais tout était bien gardé, la grande cavité péritonéale ne pouvait être souillée. On vida successivement 7 à 8 poches de pelvi-péritonite. Ce curage terminé la besogne était à peu près accomplie. Seul l'utérus fibromateux restait. Il fut facile de s'en débarrasser par une hystérectomie sub-totale.

On termina par un drainage abdominal à la gaze, avec, au centre, un drain métallique.

L'opération dans sa totalité dura une heure et demie. Il n'avait certes pas fallu perdre son temps avec de pareilles lésions.

Les suites opératoires furent excellentes. La température tomba dès le lendemain. L'état général alla s'améliorant de jour en jour. Seule, une albuminurie que rien n'avait pu faire prévoir survint, qui céda au régime lacté. Un mois et demi après ce sérieux traumatisme, la malade quitta l'hôpital complètement guérie. L'examen histologique de la tumeur de l'ovaire démontra qu'il s'agissait d'un sarcome fasciculé.

Quel sera maintenant le résultat éloigné que l'on pourra espérer ?

A l'heure actuelle, dix mois se sont écoulés depuis l'opération et la malade, qui nous donnait de ses nouvelles il y a quelques jours, nous disait en substance : « Je me porte très bien, j'ai engraissé, beaucoup trop même. Je ne me ressens aucunement de l'opération. »

On est en droit d'espérer une guérison définitive. Cela n'est pas rare avec les sarcomes, étant donné la lenteur de l'invasion ganglionnaire. En tout cas, on peut s'attendre à une survie tellement sérieuse qu'on pourra la considérer comme une guérison complète.

RÉCIDIVE DE CANCER DU SEIN

dans le grand pectoral

Dans le courant de l'année 1906-1907, il nous a été donné d'observer trois cas de néoplasme du sein de nature maligne : deux carcinomes et un fibro-sarcome.

Chez les deux malades atteintes de carcinome, nous avons enlevé les deux pectoraux et fait le curage soigneux de l'aisselle.

Ce que nous proposons ici c'est de rapporter la seule observation d'un des deux cas de carcinome.

Il s'agit d'une femme de 59 ans, Madame veuve T..., blanchisseuse, qui entre dans notre service le 15 Octobre 1906. D'un état général satisfaisant, Madame T... avait été opérée dix ans auparavant, en 1898, d'un cancer du sein gauche par M. le professeur Vincent, à l'hôpital de Mustapha. Les pectoraux n'avaient pas été enlevés.

Depuis six mois elle avait remarqué, dans l'épaisseur du grand pectoral gauche, une tumeur qui avait grossi progressivement, indolente, et avait atteint, à son entrée à l'hôpital, le volume d'un gros œuf d'oie. La cicatrice de la plaie opératoire n'était pas adhérente à la tumeur qui occupait, mani-festement, l'épaisseur du grand pectoral. Dans l'aisselle correspondante on sentait des masses dures, constituées par des ganglions qui avaient échappé à l'opérateur lors de la première intervention.

L'étude des commémoratifs et les caractères de l'affection actuelle ne pouvaient pas laisser de doute au sujet du diagnostic. C'était une récidive de cancer du sein, dans la masse du grand pectoral.

La malade fut opérée par nous le 27 Octobre. Les deux pectoraux furent enlevés, l'aisselle curée. Il y avait une dizaine de ganglions, dont plusieurs adhérents aux vaisseaux. L'ablation complète put en être faite. La guérison fut obtenue sans incident et la malade nous quittait le 2 Janvier en excel-lent état local et général.

La tumeur, pas très dure, était entièrement développée par les fibres du pectoral. L'examen, pratiqué par M. Sicard, permit de constater qu'il s'agis-sait d'un carcinome.

Cette observation nous a paru intéressante à rapporter et à cause de la lenteur de la récidive qui ne se fait qu'après 10 ans, et à cause de la locali-sation de cette récidive dans le muscle. C'est là, on le sait, une forme rare, le carcinome récidivant plutôt dans la cicatrice, dans les ganglions ou tuant par généralisation.

SUR HUIT CAS D'ECTOPIE DU TESTICULE

De Novembre 1906 à Juin 1907 nous avons eu l'occasion d'observer huit cas d'ectopie testiculaire se répartissant ainsi :

Ectopie double......................... 1
Ectopie droite......................... 3
Ectopie gauche......................... 4

Il s'agit d'enfants dont le plus jeune avait 5 ans et le plus âgé 14 ans. Tous présentaient, en même temps, une hernie congénitale, de petites dimensions. Tous ces petits malades ont été opérés par nous. Nous avons pratiqué et la cure radicale de la hernie et la fixation du testicule dans le scrotum. Nous avons obtenu un résultat parfait chez six d'entre eux, moyen chez les deux autres. Chez ces derniers, âgés l'un de 13 ans, l'autre de 12 ans, à leur sortie de l'hôpital, le testicule était dans la partie supérieure de la bourse, complètement indolore. Le cordon avait été trouvé un peu court ; mais, comme nous avions pratiqué sa libération jusque dans le ventre, nous avions espéré avoir obtenu un allongement suffisant. Nous nous rendons compte, maintenant, que si nous avions sectionné, entre deux ligatures, la sangle de l'épigastrique, selon le conseil de Rieffel d'Iéna, le résultat aurait été probablement aussi bon que chez les six autres enfants.

Nous nous sommes attaché à bien libérer le cordon jusque dans le ventre. De cette façon il nous a toujours été, sauf dans les deux cas précités, facile d'amener le testicule dans la bourse correspondante et de l'y fixer par des points au catgut espacés, au-devant du cordon, depuis le pôle supérieur de l'organe jusqu'à l'orifice externe du canal inguinal.

Voici les observations, très résumées, de ces huit interventions.

1° D... Marcel, 14 ans, hernie et ectopie inguinales gauches. Le testicule était au niveau de l'orifice inguinal externe qu'il affleurait par son pôle inférieur.

Opéré le 15 Novembre 1906, sorti le 13 Décembre 1906. Résultat excellent.

2° G... Dominique, 13 ans, hernie et ectopie inguinales gauches. Le testicule était à un centimètre au-dessus de l'orifice externe du canal inguinal.

Opéré le 17 Novembre 1906, sorti le 17 Décembre 1907.

Le testicule se trouvait à la partie supérieure du scrotum, après l'intervention.

3° B... Marius, 13 ans, hernie et ectopie gauche. Glande dans la partie moyenne du canal inguinal.

Opéré le 15 Février 1907, sorti le 18 Mars 1907. Résultat excellent.

4° R... Jean, 6 ans, hernie et ectopie double.

Première intervention le 23 Février 1907.

Deuxième intervention le 30 Mars 1907.

Sort guéri le 28 Avril 1907. Des deux côtés le résultat était parfait. C'est le seul cas où nous ayons rencontré le gubernaculum testis nettement différencié. Il mesurait environ 4 centimètres de longueur.

5° B... Laurent, 12 ans, hernie et ectopie droite. Testicule au niveau de l'orifice inguinal externe.

Opéré le 13 Avril 1907. Résultat médiocre. Le testicule occupait, après l'intervention, la partie supérieure du scrotum, contre l'arcade pubienne ; mais il n'était pas douloureux.

Ce malade et celui de l'observation 2 sont ceux auxquels nous faisions allusion tout à l'heure. Il est probable qu'en sectionnant l'épigastrique, nous aurions obtenu un allongement suffisant pour laisser le testicule en bonne place dans le scrotum.

6° A... Félix, 5 ans, hernie et ectopie inguinales droites.

Opéré le 16 Avril 1907, sorti le 16 Mai 1907. Résultat parfait.

7° R... Fernand, 10 ans, hernie et ectopie inguinales droites.

Opéré le 19 Avril 1907, sorti le 18 Mai 1907. Résultat parfait.

8° S... Marcel, 9 ans, hernie et ectopie inguinales gauches.

Opéré le 25 Juin 1907, sorti le 26 Juillet 1907. Résultat parfait.

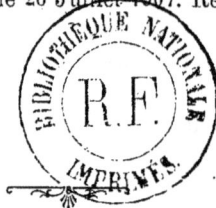

Auxerre. — Imprimerie de l'INDÉPENDANT AUXERROIS
Imprimeur de la Préfecture, rue d'Egleny, 14. — 9-07

www.ingramcontent.com/pod-product-compliance
Lightning Source LLC
Chambersburg PA
CBHW050415210326
41520CB00020B/6611

* 9 7 8 2 0 1 9 5 8 6 2 6 3 *